CONGRÈS DE GYNÉCOLOGIE, D'OBSTÉTRIQUE & DE PÆDIATRIE

DE BORDEAUX (1895)

DE

l'Hystérectomie abdominale totale

PAR

M. le Dr GOULLIOUD

Chirurgien de l'hôpital Saint-Joseph de Lyon.

BORDEAUX

IMPRIMERIE DE G. DELMAS

10, RUE SAINT-CHRISTOLY, 10

1896

CONGRÈS DE GYNÉCOLOGIE, D'OBSTÉTRIQUE & DE PÆDIATRIE

DE BORDEAUX (1895)

DE

l'Hystérectomie abdominale totale

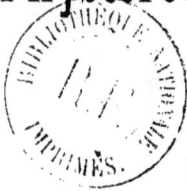

PAR

M. le Dr GOULLIOUD

Chirurgien de l'hôpital Saint-Joseph de Lyon.

BORDEAUX

IMPRIMERIE DE G. DELMAS

10, RUE SAINT-CHRISTOLY, 10

——

1896

DE

L'HYSTÉRECTOMIE ABDOMINALE TOTALE

Par M. le Dr GOULLIOUD

Chirurgien de l'Hôpital Saint-Joseph de Lyon.

Partisan convaincu et de la première heure des avantages de la suppression du pédicule dans l'hystérectomie abdominale pour fibrome, j'ai l'honneur de vous apporter une série modeste de cinq cas, dont les partisans de la nouvelle méthode excuseront la présentation, car ce sont cinq succès.

Et puis, en lisant les observations publiées, on trouve que si l'on a opéré suivant des procédés déjà employés, on a opéré cependant un peu différemment et, naturellement, on donne volontiers la préférence à la ligne de conduite qu'on a cru devoir suivre.

Nous avons d'abord fait l'extirpation vaginale du pédicule de l'hystérectomie abdominale (1), et cette méthode, consacrée par

---

(1) Extirpation vaginale du pédicule de l'hystérectomie abdominale. *Lyon médical* 1891, et 7me *Congrès français de chirurgie* 1893. A nos deux premières observations publiées d'hystérectomie, nous avions joint une observation intéressante d'énucléation d'un volumineux fibrome, terminée par la mort par occlusion intestinale le onzième jour; mais l'utérus ayant été conservé intact, ce fait ne saurait être considéré comme une hystérectomie.

M. Péan, reste pour nous excellente. Cependant, dans nos trois nouveaux cas, nous avons fait l'hystérectomie abdominale totale.

Voici brièvement décrit le procédé suivi :

Notre première idée directrice a été de chercher à faire d'emblée quatre pédicules vasculaires distincts sur les quatre artères principales qui abordent l'utérus. Nous avons constaté bientôt que cette hémostase était suffisante et qu'il n'y avait pas lieu, par exemple, de vouloir faire une série de ligatures échelonnées sur toute la hauteur du ligament large. Nous commençons donc notre opération en créant, par perforation du ligament large, avec le doigt, un pédicule sur une artère utéro-ovarienne, puis sur l'autre, en deçà ou au delà des annexes. Chaque pédicule est sectionné entre deux pinces longuettes.

Immédiatement après la taille des lambeaux péritonéaux, communs à presque tous les procédés, nous décollons les faces antérieure et postérieure de l'isthme utérin et du col, en cherchant bientôt à constituer un pédicule vasculaire comprenant une artère utérine, puis un second comprenant l'autre utérine. C'est par décollement avec le doigt en crochet que nous formons artificiellement ce pédicule, au ras du bord de l'utérus et immédiatement au-dessus de la voûte vaginale. Le fait d'enserrer ce pédicule vasculaire avec le doigt en crochet, avant de poser aucune pince, oblige à récliner en dehors l'angle vésical, l'uretère et le rectum.

Dans l'hystérectomie vaginale, nous employons le même petit procédé en sens inverse, nous voulons dire en commençant par les utérines.

Ces quatre pédicules constitués et provisoirement pincés, on n'a plus à craindre aucune hémorrhagie importante, et quand, après ablation de l'utérus fibromateux, on a mis une bonne ligature par transfixion sur chaque pédicule vasculaire, on a la certitude absolue de n'avoir ni hémorrhagie immédiate, ni hémorrhagie secondaire. Nous avons eu l'impression d'être beaucoup plus tranquille qu'après l'hystérectomie vaginale où l'on peut craindre soit une hémorrhagie en dehors de la pince, plus rarement un déclanchement de celle-ci, soit même une hémorrhagie secondaire.

Quant aux ligatures des vaginales ou des vésicales, elles sont aisées à faire, si on voit un jet artériel à leur niveau. Leur omission ne saurait d'ailleurs avoir de conséquence grave.

Nous le répétons, nous avons l'impression d'une hémostase sûre, sans aléa, et obtenue avant toute hémorrhagie importante.

La pose d'une ligature élastique sur l'isthme ne saurait être pour nous ordinairement qu'une complication inutile et gênante.

Notre second objectif a été de fermer complètement la plaie de la laparotomie, sans drainage abdominal, mais, par contre, de recourir au drainage vaginal à la gaze iodoformée, drainage au point déclive qui est pour beaucoup dans la bénignité de l'hystérectomie vaginale. La constitution d'une large collerette péritonéale permet d'ailleurs très aisément de fermer plus ou moins, ou même complètement, le fond de la cavité péritonéale, si on est sûr d'être à l'abri de toute chance de contamination péritonéale.

Quant à la question si grave de l'infection possible par l'écoulement des sécrétions utérines, nous nous efforçons de l'éviter, soit en touchant la cavité cervicale au porte-coton imbibé de la solution concentrée de chlorure de zinc, soit par le tamponnement du col ou son occlusion par une pince à dents multiples et à pression continue, soit encore en posant une ligature élastique provisoire, pour éviter l'écoulement d'une sécrétion utérine abondante. Mais celle-ci exprime, pour ainsi dire, les glandes du col et provoque l'expulsion d'une grosse glaire, d'où la nécessité d'un dernier lavage vaginal immédiatement avant d'ouvrir le vagin par l'abdomen.

Ce dernier temps, l'incision circa-cervicale du dôme vaginal, est simple et ne nécessite aucun instrument spécial.

En résumé, nos opérations se composent des temps suivants, après désinfection abdominale et utéro-vaginale.

1° Laparotomie;

2° Constitution de pédicules sur les utéro-ovariennes;

3° Taille d'une collerette péritonéale circulaire ou en raquette;

4° Décollement du rectum et de la vessie;

5° Constitution par décollement avec le doigt en crochet des pédicules vasculaires des utérines;

6° Section circa-cervicale du vagin et détachement de la tumeur;

7° Ligatures sur les quatre pédicules vasculaires;

8° Occlusion partielle par un surjet du fond de la cavité péritonéale;

9° Drainage par une mèche iodoformée dont l'extrémité supérieure atteint juste la cavité du Douglas, ou s'épanouit en tamponnement sur les surfaces cruentées, et dont l'extrémité inférieure déborde dans le vagin;

10° Suture complète de la paroi abdominale par un triple surjet.

Le traitement consécutif consiste en l'ablation par le vagin au 8e ou au 10e jour, de la mèche de gaze iodoformée.

Ce procédé, nous le répétons, n'a aucune prétention à être original, ressemblant plus ou moins à beaucoup d'autres, à celui de Edebohls et de Delagénière, par exemple, sans leur être identique.

Il est simple et supprime : instrumentation spéciale, sutures péritonéo-vaginales, ligature élastique.

Il permet de fermer complètement l'abdomen et de drainer largement par le vagin.

Observation I.

Mlle M. M.... âgée de 25 ans, m'est envoyée par le docteur Gubian, pour être opérée d'un fibrome important qui n'a subi aucune réduction, après un traitement à La Motte. Jamais je n'ai vu indication plus nette d'opérer.

Fibrome utérin pédiculé, mais inséré sur un utérus fibromateux en rétroversion, remontant à l'ombilic, cela chez une femme de 25 ans, qui doit embrasser une vocation religieuse !

Le fibrome ne détermine pas encore de grands troubles, mais ceux-ci ne sauraient tarder à se produire.

Opération le 24 août 1894.

Je comptais faire une hystérectomie vagino-abdominale, à peu près d'après la méthode de Rouffart, que je n'ai pas encore employée, quand, au début de mon opération, je constatai, à ma très grande surprise, que la pression de mon index gauche dans le vagin, faisait sourdre du pus, séreux et gris rosé, au pourtour du méat urinaire. Je cherche la provenance de ce pus. Ce n'est pas du méat, et ce n'est pas le pus muco-purulent de la blennorrhagie. Il s'écoule manifestement d'un cul-de-sac glandulaire ; il y a une sorte d'abcès sous-uréthral. D'ailleurs la malade n'a jamais accusé de douleurs à ce niveau, pas le moindre gonflement inflammatoire, pas la moindre rougeur. J'incise ce petit abcès et le cautérise longuement avec du sublimé.

Mon premier mouvement est de renoncer à mon opération ; mon second est de changer seulement de méthode et de faire une hystérectomie abdominale totale au lieu d'une hystérectomie vagino-abdominale.

Nouvelle désinfection du vagin, et mise à l'écart des quelques instruments déjà touchés.

Incision dépassant d'emblée l'ombilic à droite; large flanelle bouillie pour retenir l'intestin.

Le fibrome sort facilement du ventre et entraîne avec lui celui qui remplissait l'excavation. Pince longuette courbe sur le ligament infundibulo-pelvien en dehors de l'ovaire droit, puis une seconde pince en dedans de la première. Section entre les deux. Même manœuvre à gauche.

Section transversale du péritoine recouvrant la tumeur; cette section part de l'angle d'incision du ligament large droit pour rejoindre celui du ligament large gauche, en passant à un travers de doigt environ au-dessus de l'angle de réflexion de la vessie. Cette section est prolongée transversalement sur la face postérieure de la tumeur, à peu près au niveau où l'on poserait la ligature élastique dans une amputation supra-vaginale.

Décollement des lambeaux péritonéaux, dont l'antérieur renferme la vessie, facilement, sans hémostase, ni hémorrhagie.

Pendant que l'on tire sur la tumeur, je mets le serre-nœud de Dmittri de Ott pour empêcher tout suintement par les vaisseaux de la périphérie de l'utérus.

En refoulant la vessie profondément, on reconnaît à travers la muqueuse vaginale décollée que l'on est sur le museau de tanche. La sensation est assez nette pour que je sectionne la muqueuse vaginale par l'abdomen transversalement au ras du col, sans même qu'un aide ait introduit un doigt dans le vagin.

Après nouvelle désinfection des mains, je fais avec le doigt en crochet, au ras du cul-de-sac vaginal latéral droit et de l'isthme utérin à droite, un pédicule qui comprend l'artère utérine, en laissant l'uretère en dehors. Section au ras de l'utérus. Même manœuvre à gauche.

J'achève de sectionner la muqueuse vaginale au pourtour du col, et j'introduis par l'abdomen dans le vagin une éponge imbibée de sublimé au 1/1000, à cause de la sécrétion vulvaire suspecte.

Je pose sur les quatre pédicules pincés une ligature au fil de soie, en transfixant le pédicule, avec une seule anse de fil qui enserre d'abord une moitié du pédicule, puis tout celui-ci comme une ligature totale.

Aucune autre ligature n'est nécessaire; hémostase idéale.

Mèche de gaze iodoformée, introduite par l'abdomen dans le vagin et qui chasse mon éponge sublimée vaginale. Puis par-dessus,

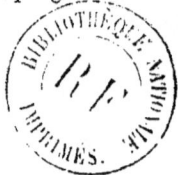

suture complète et transversale de mes deux lambeaux péritonéaux, par un rapide surjet au catgut, en éversant les pédicules des utéro-ovariennes du côté du vagin. Petite mèche de gaze iodoformée allant dans le Douglas et sortant à l'angle inférieur de la plaie.

Il n'y a point eu de perte de sang.

Durée : une heure environ.

Le lendemain soir, je trouve ma malade avec du subdélire, une température rectale de 40° 8, un pouls à 130; pas le moindre symptôme péritonéal; après un moment d'hésitation, je me décide à attendre.

Le lendemain, 39° 7; toujours aucun symptôme péritonéal.

La température baisse progressivement les jours suivants, de même que le pouls. La malade a expulsé très rapidement des gaz, une selle le cinquième jour à la suite d'une verrée d'eau de Rubinat.

Suites ultérieures absolument simples et départ de la malade, le 24 septembre.

En somme, malgré une alerte vive, due sans doute à une résorption de la sécrétion suspecte constatée au début de l'opération, la malade a simplement guéri, les précautions prises ayant empêché l'infection péritonéale.

Quelque temps après son opération, quelques velléités de tourner à l'hystérie, qui cèdent au drap mouillé et à quelques bons conseils.

20 mars 1895 : « Je me suis bien secouée et je vais bien. »

Observation II

Mme P..., âgée de 40 ans, vient me consulter pour un fibrome. Mariée à 38 ans, elle accuse trois fausses couches très douteuses; la dernière, le 1er mai 1894; il est possible qu'elle prenne pour des fausses couches de simples exagérations de ses règles.

Elle est pâle et anémiée, il y a donc indication nette à l'opérer; l'utérus remonte à l'ombilic.

Opération le 18 septembre 1894. Laparotomie.

Il s'agit d'un gros utérus globuleux non pédiculé, qui plonge dans le bassin; la castration serait difficile, mais possible. On pince le ligament infundibulo-pelvien entre deux pinces longuettes courbes et on le sectionne entre elles. Même manœuvre du côté gauche.

Pinces hémostatiques sur chaque ligament rond. Section circulaire au-dessus de l'isthme et de la vessie donnant deux lambeaux péritonéaux que l'on décolle avec grand soin, sur les côtés, pour récliner les uretères. Le décollement est poursuivi très loin en avant jusqu'au vagin, ce qui permet de sentir distinctement le col à travers la muqueuse vaginale antérieure. On tire sur la tumeur avec une très forte pince-érigne d'Ollier, pour faciliter la formation du pédicule de l'artère utérine; on y parvient en perforant avec le doigt profondément sous la collerette péritonéale la base du ligament large au ras du col utérin, puis, on pince ce pédicule qui renferme l'utérine. Même manœuvre à gauche.

Elle est assez pénible, parce que l'utérus plonge dans l'excavation. Section de ces pédicules.

L'utérus se laisse alors attirer en haut et entraîne le vagin qui devient facile à sectionner sous les yeux.

Avant cette section, je mets le ligateur élastique de Dmittri de Ott, non pas contre l'hémorrhagie, mais pour empêcher que les sécrétions du col ne s'écoulent dans l'abdomen. C'est une fausse manœuvre dont le résultat a été d'exprimer des glandes du col une grosse glaire muqueuse et qu'une dernière injection vaginale n'avait pas entraînée.

On met une petite éponge sur l'orifice du col pour éviter toute contamination de cette origine.

A la section de la muqueuse vaginale autour du col, deux petits épaississements représentant les artères vaginales qui sont pincées.

Le fibrome enlevé, on procède aux ligatures avec aiguille de Reverdin courbe, fil de soie, et transfixion du pédicule.

Simple fil sur les ligaments ronds et sur les vaginales.

Une mèche de gaze iodoformée est glissée dans l'abdomen par le vagin.

Suture incomplète et transversale des lambeaux péritonéaux. Durée de l'opération, une heure dix. La malade n'a presque pas perdu de sang.

Le troisième jour, pouls 116, température rectale 38° 5. Malgré un cachet de calomel et de jalap et un demi-verre de Rubinat, la malade n'a encore eu ni gaz, ni selle. Craignant des adhérences au Miculicz, je l'enlève par le vagin, bien que d'habitude je préfère le laisser plus longtemps. Quatrième jour, selles abondantes; guérison rapide sans incident.

Observation III.

Il s'agit d'une religieuse bénédictine, âgée de 44 ans. Elle a remarqué que, depuis quelques mois, son ventre augmentait, tandis qu'elle maigrissait. Les règles, sans être fortes, se prolongeaient quelques jours de plus et, dans leurs intervalles, se présentaient quelques petites pertes intercalaires.

Fibrome globuleux remontant à droite, à trois travers de doigt au-dessus de l'ombilic, très mobile. Pas de prolongement pelvien, petit polype rubanné dans le col.

La malade, vue d'abord le 5 février, est réexaminée le 11 mai. Sa tumeur paraissait en voie d'accroissement, ayant dépassé l'ombilic ; on se décide à l'opérer.

Cette opération est faite, le 18 mai 1895, avec l'assistance de M. le docteur Gangolphe. Anesthésie à l'éther. Position de Trendelenburg. Longue incision d'emblée remontant un peu au-dessus de la tumeur, ce qui permet de la sortir facilement hors du ventre. Il s'agit d'un fibrome pédiculé. L'aspect de cette tumeur sillonnée d'énormes sinus veineux est effrayant, et cependant la malade ne perdra presque pas de sang.

Une première pose de deux pinces longuettes sur la moitié supérieure du ligament large, en dedans des annexes que l'on ne voit pas, et section entre les pinces. Section transversale du péritoine, au-dessus du pédicule du fibrome et de la vessie, sur la face antérieure de l'utérus, puis sur la face postérieure, en énucléant, chemin faisant, un fibrome du volume d'un œuf, dans un ligament large.

Le décollement du lambeau péritonéal antérieur est facile ; il est difficile, au contraire, en arrière, ce que nous nous expliquerons plus tard.

Avec le doigt en crochet sur le bord du col, juste au-dessus du cul-de-sac vaginal, je circonscris par décollement le pédicule de l'artère utérine, je suis sûr ainsi de refouler l'uretère. Pose de deux pinces longuettes, très près de l'utérus, et section entre elles. Même manœuvre pour l'utérine gauche. Suintement sanguin insignifiant pendant ces manœuvres.

Les quatre artères pincées, je me débarrasse de la tumeur, je prends le moignon du col avec une pince de Péan, en ayant la précaution de fermer ainsi le col, après interposition d'un petit tampon iodoformé.

Section de la muqueuse vaginale par l'abdomen au ras du col, sur le doigt d'un aide.

Ligature au catgut fort sur les quatre pédicules des artères par transfixion et une seule anse de fil.

Surjet partiel transversal des lambeaux péritonéaux, en renversant du côté du vagin les pédicules des artères utéro-ovariennes, et en ménageant la place pour une mèche iodoformée, émergeant d'une part dans le vagin et d'autre part dans le Douglas.

Suture abdominale complète en trois étages.

En somme, impression d'une sécurité absolue, au point de vue de l'hémostase.

Le poids de la tumeur était de 3 kilog.

En recherchant les rapports de la tumeur et de l'utérus, on reconnaît que la tumeur était implantée sur le fond de l'organe très peu agrandi.

Ceci explique les difficultés que l'on a eues pour décoller le lambeau péritonéal postérieur. On sait que le péritoine adhère normalement à la face postérieure de l'utérus que l'on s'est efforcé de décoller avec un peu de peine. Deux autres petits fibromes.

Les suites ont été très simples et n'ont donné lieu à aucune alerte, peu de choc notamment. Selles le troisième jour.

Ablation de la mèche de gaze iodoformée et des fils de la suture abdominale, le neuvième jour. Aucune injection.

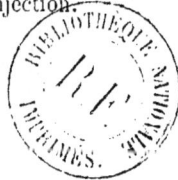

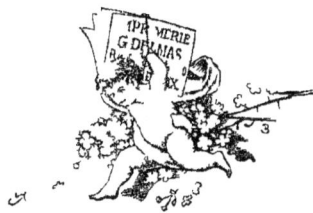